VILLE DE CANNES

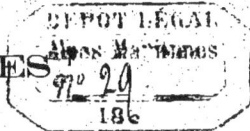

⸺ o ⸺

HYGIÈNE & SALUBRITÉ

⸺

RAPPORT

DE

M. Alfred CIRODDE

INSPECTEUR-GÉNÉRAL HONORAIRE DES PONTS-ET-CHAUSSÉES

Commissaire Enquêteur du Projet d'Égouts

DE LA VILLE DE CANNES

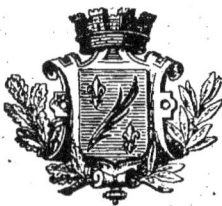

CANNES

IMPRIMERIE TYPO-LITHOGRAPHIQUE FIGÈRE & GUIGLION

3 — *Rue de la Gare* — 3

⸺

1890

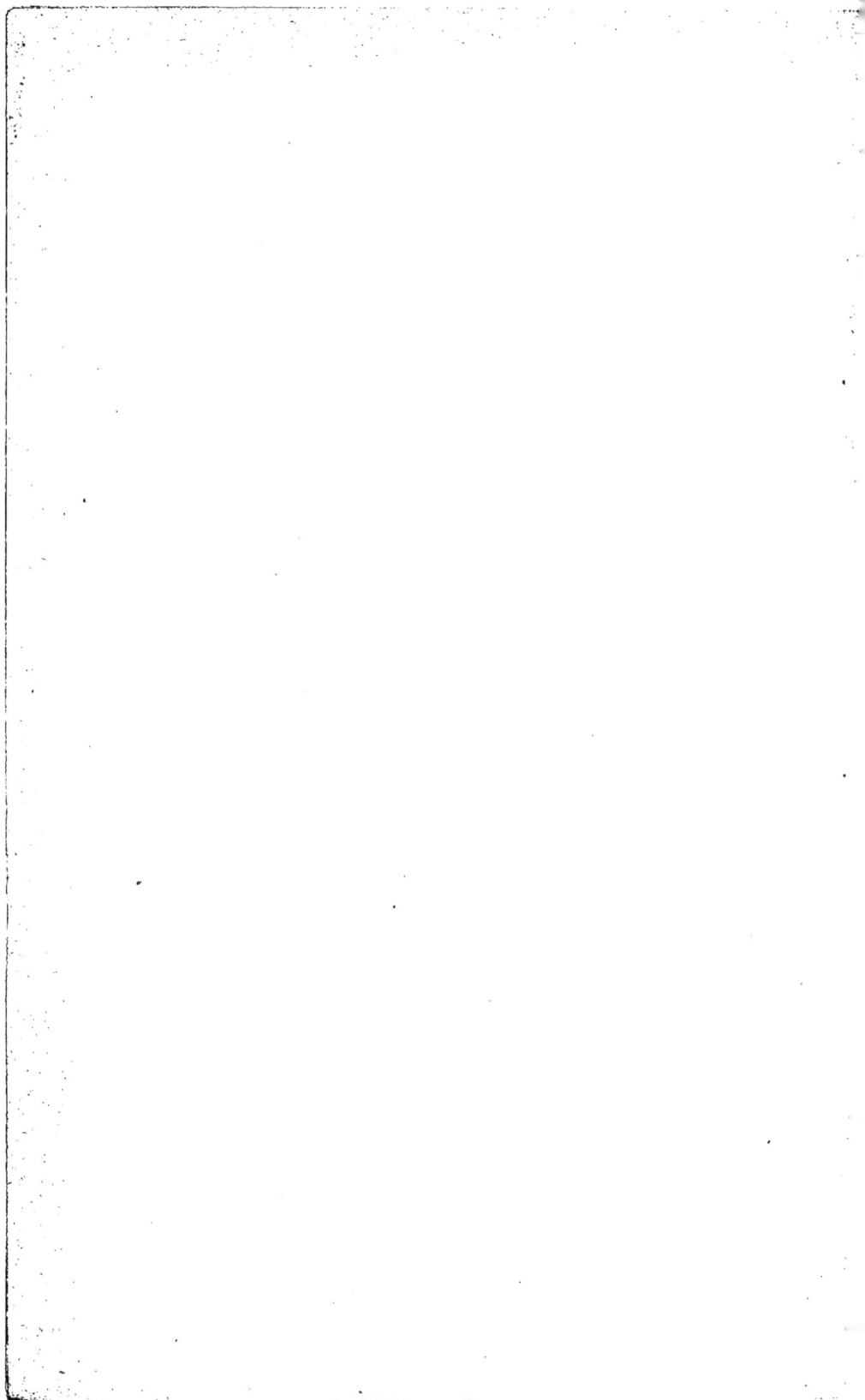

RAPPORT

DE

M. Alfred CIRODDE

41

285

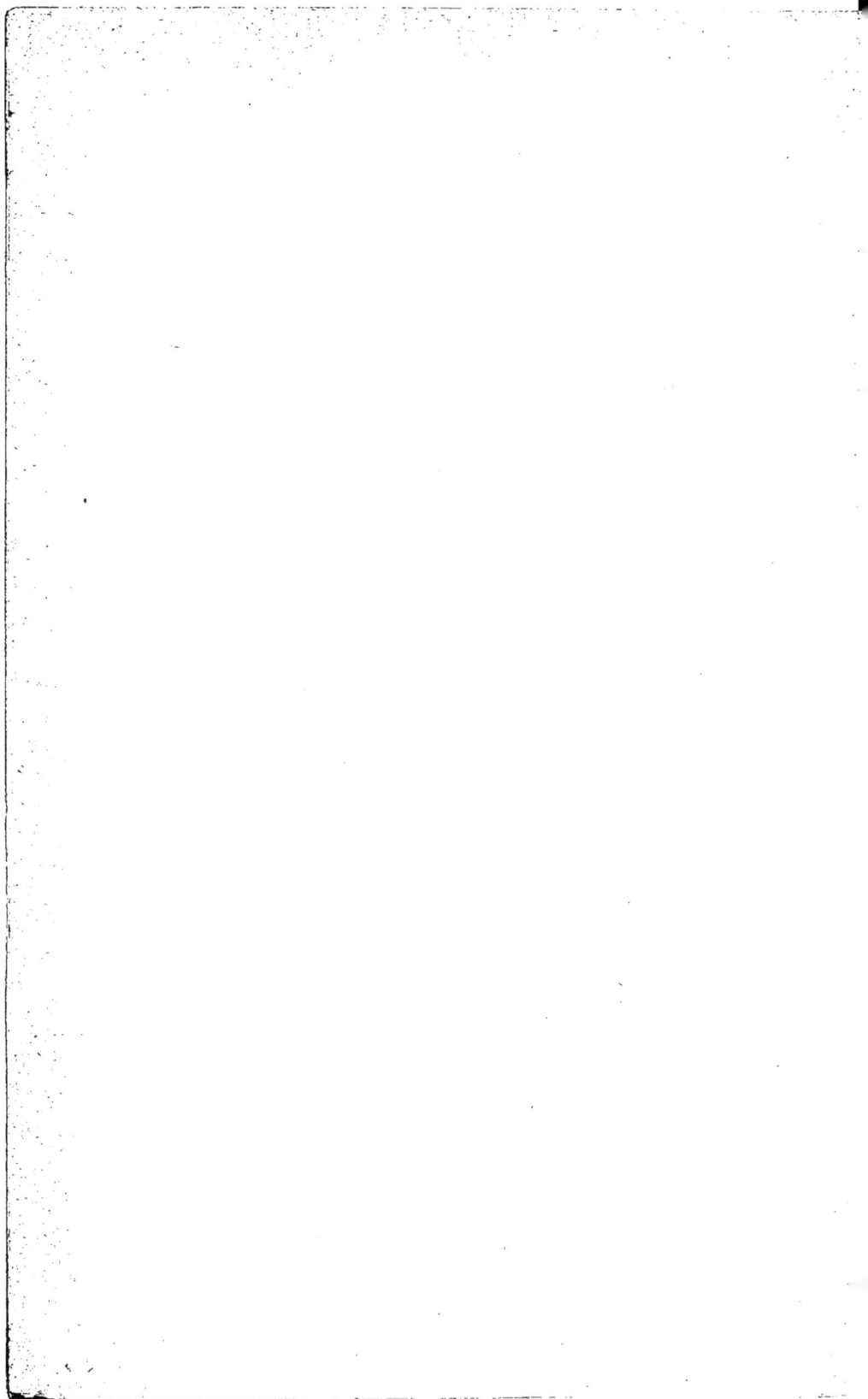

VILLE DE CANNES

—·○·—

HYGIÈNE & SALUBRITÉ

RAPPORT

DE

M. Alfred CIRODDE

INSPECTEUR-GÉNÉRAL HONORAIRE DES PONTS-ET-CHAUSSÉES

Commissaire Enquêteur du Projet d'Égouts

DE LA VILLE DE CANNES

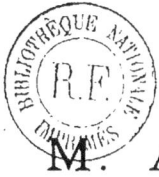

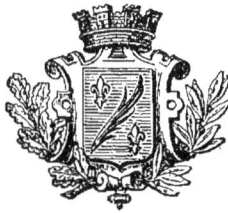

CANNES

IMPRIMERIE TYPO–LITHOGRAPHIQUE FIGÈRE & GUIGLION

3 — *Rue de la Gare* — 3

—

1890

AVIS DU COMMISSAIRE-ENQUÊTEUR

Utilité des travaux d'assainissement.

Il nous paraît superflu d'insister sur l'utilité que présente l'adoption de mesures propres à assurer l'assainissement de la ville de Cannes dans les meilleures conditions. Personne au cours de l'enquête n'a songé à la contester. Nous ferons seulement remarquer que l'exécution de ces mesures à bref délai a pris un certain caractère d'urgence depuis que dans ces dernières années une partie de la Presse anglaise a entrepris une campagne, aussi injuste que passionnée mais de nature à porter un grave préjudice à la prospérité de Cannes, en signalant les prétendus dangers qui résulteraient, pour la santé publique, de la mauvaise qualité des eaux potables et surtout du drainage défectueux des eaux ménagères. Le *Standard* n'a pas craint d'avancer, notamment, que pendant l'hiver 1888-1889 la fièvre typhoïde avait fait de nombreuses victimes ; que tous les jours, en pleine saison, on enregistrait 20, 30, 40 50 décès, et qu'il en était d'ailleurs de même sur tout le littoral, *sauf à Monaco ?* De pareilles assertions sont réfutées d'avance par leur propre exagération. M. le docteur *Gruzu* a, du reste, dans un remarquable rapport au Conseil municipal (pièce D, 1 du dossier soumis à l'enquête), démontré par des relevés statistiques qu'au point de vue sanitaire la ville de Cannes n'avait rien à envier à aucune autre localité du littoral méditerranéen, et que la salubrité, déjà très satisfaisante, de cette station hivernale, s'était encore améliorée dans ces dernières années depuis les importants travaux déjà exécutés par l'administration municipale (démolition du vieux quartier du Poussiat, élargissement et percement de diverses voies publiques, etc.) Quoiqu'il en soit, les allégations intéressées du *Standard* pourraient trouver quelque créance à l'étranger ; et il importe de leur enlever le plus tôt possible tout prétexte pour se reproduire à nouveau.

Description sommaire du Projet.

Le projet dressé par M. l'Ingénieur de la ville de Cannes, et qui vient d'être soumis à l'enquête, est le résultat de longues études, au cours desquelles sont intervenus plusieurs ingénieurs et hygiénistes éminents, tels que MM. *Alfred Durand-Claye* et *Bruniquel*, MM. *Douglas-Galton* et *Pontzen*, dont les indications ont été soigneusement suivies (1). Il comporte une

---

(1) Voir parmi les diverses pièces qui m'ont été communiquées ou qui font partie du dossier :

Un rapport en date du 30 décembre 1882 et deux lettres en date des 28 décembre 1885 et 2 novembre 1886 de M. l'Ingénieur en chef *Durand-Claye ;*

Une lettre en date du 19 novembre 1881 de M. *Lan*, président du

vaste canalisation souterraine s'étendant, suivant les
besoins, dans les quartiers les plus fréquentés de la
commune (le réseau des égouts actuels demeurera
exclusivement affecté à l'écoulement des eaux pluviales
et des eaux d'arrosage). Les drains, projetés en ciment,
sauf sur quelques points particuliers où l'on a dû prévoir
l'emploi de la fonte, recevront les matières fécales et
les eaux ménagères provenant des villas, hôtels, maisons
de ville, et généralement de toutes les habitations dont
les propriétaires désireront, moyennant redevance, se
brancher sur les dits tuyaux. Leur disposition sera
telle que toutes les eaux-vannes viendront, par des
pentes naturelles, se rendre dans un réservoir à construire sur un emplacement situé au fond de l'impasse
Bergerie. Deux pompes, actionnées par une machine
à vapeur, aspireront les matières accumulées dans ce
réservoir, et les refouleront dans une conduite posée le
long de la voie ferrée ; ces matières seront déversées
dans la mer un peu au-delà de la gare des marchandises
de la Bocca, à l'Ouest de Cannes. Une conduite dite
de secours, partant du réservoir de puisage, et passant
par les rues de la Commune, Centrale et quai St-Pierre,
aboutirait derrière le môle, et permettrait en cas de
non fonctionnement de la machine à vapeur ou de répa-
ration des pompes, de verser les matières dans la mer,
lorsque le réservoir central serait plein, en ouvrant un
simple robinet de décharge.

Des siphons hydrauliques intercepteront toute communication entre le drain et la maison qu'il doit des-

Conseil d'administration de la Société Lyonnaise des Eaux et de
l'Eclairage ;

Un rapport (20 février 1883) de M. le capitaine *Douglas-Galton*,
ancien directeur des travaux publics en Angleterre ;

Une notice (mai 1884) de M. Pontzen, ingénieur civil, sur l'application, à Paris, de l'assainissement suivant le système Waring.

servir. Des chasses, effectuées chaque jour, assureront un nettoyage régulier de la canalisation.

Il convient de remarquer que, pour le quartier Ouest, tous les immeubles situés en amont du tracé courbe rouge du plan d'ensemble (pièce A. 2) seront branchés directement sur la conduite de refoulement. Pour les immeubles en aval, la note jointe au projet (pièce D. 4), indique que des mesures spéciales seront prises en temps et lieu ; ces immeubles ne sont d'ailleurs qu'au nombre d'une vingtaine, répartis sur une surface de 40 hectares environ.

Les dires consignés au registre d'enquête et les déclarations ou dépositions écrites (dont plusieurs collectives), qui y sont annexées, sont au nombre de 87, et représentent environ 145 personnes intervenues dans l'Enquête, sur lesquelles 63 ont donné leur entière adhésion au projet de l'Administration municipale. Les autres déposants l'ont, au contraire, repoussé complètement, ou ont formulé un certain nombre de critiques contre ses dispositions.

Contre-projet de M. Arluc

Les diverses oppositions ou critiques formulées sont, au fond, la reproduction de celles qui ont été développées par *M. Arluc*, ingénieur civil, dans une série d'articles insérés au journal le *Littoral* et dans une note-annexe, qu'il a déposés à l'Enquête sous le n° 1. Elles portent : en premier lieu et principalement, sur le système qui a été adopté pour servir de base à la rédaction du projet municipal ; en second lieu et subsidiairement, sur les détails de ce projet.

M. Arluc estime que l'emploi d'une machine à vapeur et de pompes, constituerait un système trop compliqué et trop coûteux pour une ville qui, comme Cannes, possède à faible distance et en contre-bas un bassin récepteur aussi vaste que la Méditerranée ; et il a mis en avant, comme contre-projet, d'autres dispositions consistant à placer dans chaque vallon important une canalisation en poterie d'un diamètre variable avec le nombre et l'importance des habitations renfermées dans ce bassin. Ces canalisations seraient prolongées dans la mer par des tuyaux en fonte inclinés vers le large et ayant une longueur suffisante pour avoir à leur extrémité au moins *cinq* mètres de profondeur d'eau ; l'orifice serait placé a *un* mètre au-dessus du fond de la mer, et serait, par suite immergé d'au moins *quatre* mètres. Les tuyaux à poser sont indiqués en *vert* sur le plan déposé à l'Enquête par *M. Arluc*, qui propose :

1° Une immersion normale au rivage de 300 m. pour la conduite de la Baume. La sortie s'opérerait par 5ᵐ50 de hauteur d'eau (fond de sable) ;

2° Une immersion de 400 m. pour la conduite de la *Foux* avec direction sur un point à 200 m. Est du *Sécant* (1). La sortie s'opérerait par 6 m. de hauteur d'eau, lesquels augmentent rapidement jusqu'à 10 m. (fond d'herbes et de rochers) ;

3° Une immersion de 250 m. pour la conduite du *Châtaignier*, laquelle se déverserait dans celle de la *Foux* en obliquant vers l'Est avec une pente de 0 m. 01 par mètre.

4° Une immersion normale au rivage de 100 m. pour la conduite qui, passant dans le collecteur actuel, suivrait l'embranchement ouest, embouchure au sud des chantiers maritimes. La sortie s'effectuerait par 6 m. de hauteur d'eau (fond de sable).

5° Une immersion normale au rivage de 150 m. pour

_____

(1) Le *Sécant* est un écueil situé dans la rade de Cannes.

la conduite du *Riou*. La sortie s'opérerait par 5 m. de hauteur d'eau (fond de sable).

6° Une immersion normale au rivage de 100 m. pour la conduite du vallon *Provençal*. La sortie s'opérerait par 5 m. de hauteur (fond de sable).

7° Une immersion normale au rivage de 100 m. pour la conduite du vallon *Girard*. La sortie s'opérerait par 5 m. de hauteur d'eau et fond de sable, comme d'ailleurs toutes les conduites nouvelles, si l'on jugeait à propos d'en poser d'autres vers l'ouest.

M. Arluc fait remarquer qu'en raison des pentes supérieures de toutes les canalisations de son contre-projet, celles-ci à débit égal pourraient être d'un diamètre moindre ; circonstance qui permettrait à la Ville de diminuer encore les taxes, déjà réduites par la suppression des machines à vapeur et des pompes devenues inutiles. Avec une taxe, par maison, inférieure au prix actuel de la vidange, la Ville amortirait le faible capital qu'elle aurait à engager ; l'entretien des canalisations serait d'ailleurs insignifiant, et il serait permis de prévoir, dans un avenir rapproché, l'augmentation du nombre des abonnés et par suite des revenus grandissant avec l'état sanitaire de la Ville. Indépendamment d'une économie notable dans le chiffre des dépenses, on aurait le grand avantage de pouvoir exécuter les travaux en détail, vallon par vallon, ce qui permettrait de les entreprendre de suite avec les fonds que la Ville a disponibles.

M. Arluc estime d'ailleurs qu'il n'y a pas à se préoccuper d'une objection sérieuse qui a été faite aux dispositions qu'il recommande, dispositions qui ont été déclarées impraticables par la raison que la décharge des égouts en face de la ville aurait le très-grave inconvénient de souiller les eaux de la mer. Il fait observer qu'il existe actuellement huit tuyaux de drainage déchargeant directement dans la mer (à l'Est : les drains de la *Baume*, de la *Villa Marina*, des *Dunes*, *Pilar* ; à l'ouest, ceux du vallon *Provençal*, de la *Villa Fanny* et du vallon *Girard*) ; que, parmi eux, trois reçoivent chacun les eaux sales de 600 personnes environ, que la longueur de la partie immergée de chacun d'eux varie de 15 à 40 mètres, et que malgré cette courte distance la partie correspondante de la côte n'a pas été souillée non plus que le fond de la mer depuis cinq ans que ces égouts fonctionnent. On ne peut voir de la rive, dit M. Arluc, aucune matière flottante, et, même avec une mer tout à fait calme, la limpidité des eaux n'est pas troublée au-delà d'un rayon *de sept* mètres du point d'émergement. Il n'y a que quelques restes de papiers qui peuvent être aperçus *au fond de la mer* dans ce petit rayon ; ces faits ont été constatés notamment par M. *Best,* ingénieur hygiéniste de Londres, par M. *Riddett,* de l'agence anglaise *Taylor et Riddett,* et par MM. *Escarras* et *Pierrugues,* conseillers municipaux. M. *Arluc* ajoute que les grosses mers qui se produisent au moins deux ou trois fois par an, dérangent les sables à une profondeur d'eau de *huit* mètres, ce qui donne toute garantie contre la formation de dépôts sur le fond ; c'est ce que confirment d'ailleurs les constatations faites par M. le docteur *Gruzu* à la sortie du drain du vallon *Provençal* et les analyses qu'il a fait pratiquer sur des sables pris au point du môle où la Compagnie des vidanges déverse ses tonneaux depuis plus de six années (1).

(1) N'oublions pas de mentionner l'adhésion donnée au contre-projet de M. *Arluc* par un éminent hygiéniste anglais, M. *Rawlinson* (lettre du 28 novembre 1889, insérée dans le numéro du 5 décembre 1889 du *Midi Hivernal.*

Critiques faites par M. Arluc aux dispositions
du projet.

En ce qui concerne les dispositions de détail du projet soumis à l'enquête, M. *Arluc* critique tout d'abord les faibles pentes des collecteurs, les siphons prévus à la traversée des vallons, l'emplacement de l'usine projetée en plein Midi, et en contre-bas de la cour de récréation des Ecoles communales de *la Ferrage* qu'elle confronterait sur une certaine étendue, entre des habitations élevées, au centre de la ville, dans un quartier aggloméré, où elle serait faiblement ventilée par les vents d'Est, d'Ouest, et du Sud, et ne le serait pas du tout par le vent *Intré* (vent du Nord) qui souffle toutes les nuits pendant les grandes chaleurs et pourrait seul emporter au large les miasmes se dégageant de l'usine. M. *Arluc* déclare d'ailleurs se refuser à chercher un emplacement plus convenable, du moment qu'il rejette d'une manière absolue le principe même de l'établissement d'une usine. Mais si l'usine, telle qu'elle est projetée, ne serait pas assez ventilée, l'extrémité du canal de secours serait en revanche trop battue par les flots : un *Ponent* frais d'été suffirait pour la briser en mille pièces tant est grande l'impétuosité avec laquelle arrive la mer du sud-ouest. Ce canal, avec son embouchure à 65 mètres seulement au large de la plate-forme du môle, se déverserait d'ailleurs, beaucoup trop à proximité de la rade et du phare ; il importe, en effet, que les yachts de plaisance qui fréquentent le port de Cannes ne soient pas exposés à traverser des eaux d'une limpidité douteuse. Enfin, par suite de sa faible pente, ce même canal ne pourrait fonctionner qu'avec l'élévation des eaux sales dans le réservoir central, ce qui entraînerait la mise en charge des tuyaux collecteurs sur de grandes longueurs. M. *Arluc* exprime la crainte que la conduite de refoulement, étant constamment en charge lorsque les pompes fonctionneront, ne renvoie dans les canalisations secondaires qui se brancheront sur la dite conduite les liquides provenant du réservoir central ; ce qui conduirait à construire une nouvelle usine, avec un nouveau réservoir de puisage, une nouvelle conduite de refoulement et un nouveau canal de secours, entre le chemin de fer et le chalet *Mignon*, si l'on veut desservir le quartier à l'ouest du *Riou*, et si l'on veut que les pompes fonctionnent sans inonder les immeubles en aval de la route de Fréjus. M. *Arluc* signale également l'installation défectueuse de cette même conduite de refoulement dans la partie où elle vient déboucher dans la mer, et les chances de destruction auxquelles elle se trouvera exposée. Enfin, il proteste contre la faible quantité d'eau prévue pour la consommation de chaque habitant (90 ou 100 litres), alors qu'il faudrait compter sur une consommation de 250 litres, et contre l'absence de canalisation dans plusieurs quartiers d'une certaine importance.

Oppositions au Projet.

Nous avons cru devoir reproduire aussi complètement que possible les critiques et observations formulées par M. *Arluc*, qui ont une grande importance et devront être examinées avec le plus grand soin ; elles ont d'ailleurs, été reproduites à peu près textuellement par la plupart des personnes qui sont intervenues à l'Enquête pour combattre le projet municipal. En laissant de côté celles des oppositions qui ont trait seulement au règlement des indemnités que les intéressés se réservent le droit de réclamer, s'il y a lieu, ou qui se bornent à une simple protestation sans énonciation de motifs à l'appui, nous devons signaler, parmi les opposants :

M. *Silvy* (dire n° 3), Mme *Vve Lépine* (n° 8), Mme la Directrice de l'Etablissement d'éducation des dames de *Saint-Thomas de Villeneuve* (n° 13), MM. *Pastour, Vivaoudou* et *Pellegrin* (n° 14, 15 et 16), M. *Carlavan* (n° 22), MM. *Isnard* et *Ardisson* (n° 38), M. *Martin* (n° 46), Mme *Vve Tajasque* (n° 49), Mme *Vve Rousset* (n° 54), et M. *Vivaudou* (n° 59); tous propriétaires ou habitants d'immeubles sis à proximité de l'impasse *Bergerie*, et qui redoutent pour le quartier le bruit, les odeurs et l'insalubrité qui résulteraient du voisinage de l'usine projetée.

M. *le comte de Leusse* (dire n° 5), qui se déclare effrayé du chiffre de la dépense prévue, lequel sera certainement dépassé ainsi que celui des frais de fonctionnement de l'usine; il craint que l'usine centrale ne constitue un foyer d'infection; que le canal de décharge ne soit appelé à fonctionner trop souvent, et, enfin que, avec le système proposé, les lenteurs administratives et la complication des moyens n'entraînent de bien longs délais.

M. *Léon Jeancard* (n° 9), qui estime que le déversement à bouches multiples dans la rade de Cannes ne saurait présenter d'inconvénients, il ajoute que si l'on voulait un jour, poussé par le désir de donner satisfaction à des réclamations peu fondées de la colonie étrangère et surtout pour l'effet moral, rejeter bien loin toutes les matières, il serait toujours facile de rattacher toutes les canalisations perpendiculaires à la mer par un canal parallèle au rivage et de refouler ces matières non pas à la Verrerie, mais dans le Golfe-Juan, si vaste et si profond.

MM. *Marius Mouton* (n° 23), *Déel*, capitaine en
retraite (n° 24), *Touche*, capitaine au long-cours et
président du Tribunal de Commerce (n° 26), et *Martel*
(n° 34), qui protestent contre les difficultés d'exécution
du projet et contre les charges qu'il imposera aux
finances municipales, ainsi que contre la création d'un
vaste réceptacle de toutes les eaux sales au centre de la
Ville. M. *Martel* estime que la création de cette fosse
centrale est en contradiction avec le but que l'on pour-
suit, la suppression de toutes les fosses particulières
existant actuellement ; M. *Pierrugues*, capitaine au
long-cours et conseiller municipal (n° 36), qui rappelle
qu'il a toujours protesté dans le sein du Conseil contre
l'établissement d'une machine devant fonctionner nuit
et jour pour remuer des matières fécales susceptibles de
dégager des miasmes dangereux pour la salubrité. Il se
prononce pour l'envoi direct à la mer, et invoque, pour
combattre les craintes que pourrait inspirer cette solution, le rapport de M, le docteur *Gruzu* sur l'assainissement de la ville de Cannes (pages 41 et 42), ainsi que
les résultats de l'expérience déjà faite par la pose de
tuyaux aboutissant directement à la mer et à une faible
distance de la plage pour le drainage d'un certain nombre de villas et d'hôtels.

M. François *Mouton*, président du Comité d'intérêt
local et de la Société d'horticulture de Cannes (n° 40),
qui ne comprend pas qu'il y ait la moindre hésitation à
adopter le système des drains dans les vallons, préconisé
par M. *Arluc* ; « c'est, dit-il, tout ce que souhaitent
« et conseillent la population, la colonie étrangère, le
« corps médical et les ingénieurs hygiénistes les plus
« compétents. »

MM. *Michel*, ingénieur civil (n° 41) ; Herbert
O'Donoghue, membre du Comité d'intérêt local (n° 51) ;
Gougoltz, propriétaire de l'hôtel Beau-Site (n° 52) et

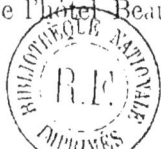

Rouquier, qui s'associent entièrement à l'avis exprimé par M. François *Mouton*.

M. *Best*, ingénieur sanitaire anglais (n° 55), qui estime qu'un projet avec machine élévatoire ne semble pas absolument nécessaire pour le drainage de Cannes, et que dans tous les cas il lui paraîtrait d'une importance beaucoup plus grande d'adopter un projet permettant la suppression des fosses dans le plus bref délai possible, sauf à revenir ultérieurement à l'emploi de la machine s'il était prouvé dans l'avenir qu'il est indispensable. M. *Best* regrette d'ailleurs de ne pas trouver dans le projet des indications suffisantes sur les regards de visite, sur les réservoirs de chasse qu'il faudra sans doute multiplier eu égard à la faible pente donnée aux égouts (d'où augmentation de dépense et augmentation du volume d'eau à élever par les pompes). Il ajoute qu'il lui paraît illogique de laisser une partie du territoire (40 hectares environ) décharger directement ses eaux vannes dans la mer. Il fait remarquer que si l'on prend pour base le rapport de sir *Douglas-Galton*, il faudrait compter sur une dépense de 250 litres par tête et par jour dont la moitié doit être calculée comme dépensée dans une période de *huit* heures, ce qui correspond à une dépense d'environ 130 litres par seconde pour une population de 30,000 habitants, soit plus du double de la quantité que les pompes et la conduite de refoulement seraient capables d'évacuer d'après les chiffres fournis par M. *Hourlier*; de plus, il ne faut pas perdre de vue que le volume à évacuer par la conduite de refoulement sera augmenté des eaux qui y amèneront directement les branchements du quartier ouest. Enfin, l'inclinaison du Canal de décharge lui paraît insuffisante.

MM. les docteurs *Serraillier* et *de Valcourt* (n°ˢ 67 et 77), qui se prononcent pour le système des drains dans les vallons se déversant dans la mer à des distances convenables et par des fonds suffisants, comme étant plus normal, plus simple, plus économique et plus prompt à exécuter que le système projeté qui pourrait avoir pour résultat de créer à un moment donné un foyer d'infection pour tout un quartier.

MM. Paul *Escarras* (n° 56), *Dragon* (n° 70), *Bérenger* (n° 72), *Tamme* propriétaire de l'hôtel Montfleury (n° 78), Etienne *Thémèze* (n° 80), qui protestent contre l'établissement de l'Usine au centre de la Ville. M. *Thémèze* craint qu'il ne puisse se produire des infiltrations qui pollueraient les eaux de la pompe qui pendant le chômage du canal de la *Siagne* alimente seule le bas quartier. Il se prononce en conséquence pour le projet *Arluc*, sauf à diriger plus à l'Est le jet du vallon du *Châtaignier* au moyen d'un enrochement dans la mer, enrochement qui servirait d'amorce à la contre-jetée dont la construction est indispensable pour obtenir un port suffisamment sûr ;

M. *Boudier*, ingénieur à Rouen (n° 75), qui estime que le projet de M. *Arluc* donnera le meilleur résultat.

MM. *Mourgues* et *Cresp* (n° 58), M. Louis *Négrin*, propriétaire de la Verrerie de la *Bocca* (n°63), M. *Mestmann* (n° 71), qui protestent contre le projet municipal dans l'intérêt du quartier de la *Bocca*, dont la situation hygiénique déjà mauvaise serait encore aggravée par le jet des matières à proximité de la Verrerie, sans lui procurer aucune compensation, puisque les immeubles de cette partie du territoire ne peuvent utiliser l'installation nouvelle. Il faudra faire plus tard de nouvelles dépenses pour l'assainissement des quartiers délaissés. Le projet prévoyant que les machines pourront être doublées, il faudra à ce moment augmenter la section de la conduite de refoulement, c'est-à-dire la changer

ou la doubler. M. *Négrin* estime que le fonctionnement des appareils mécaniques pourra donner lieu
à de nombreux mécomptes et entraînera dans tous les
cas une dépense considérable. Enfin, il redoute l'en-
gorgement des siphons prévus à la traversée de
plusieurs ruisseaux.

OBSERVATIONS DIVERSES

Enfin, il convient de mentionner les observations
présentées par M. le colonel *d'Hennin*, M. *Raimbault*,
architecte, et M. Edward *Hewetson* architecte anglais,
qui, sans se prononcer bien explicitement pour ou
contre le projet soumis à l'enquête, ont fait remarquer :

M. *d'Hennin* (n° 48) : qu'il existait à Cannes des
centaines de maisons dépourvues de fosses d'aisances,
même mobiles, ou de cuisines et de pierres à évier,
que les habitants de ces maisons étaient réduits à
conserver assez longtemps chez eux les matières et
eaux ménagères, puis à les déverser dans les ruisseaux
et dans les égouts existants. Le projet actuel ne porte
pas remède à ce déplorable état de choses. Il semble
donc indispensable de poser les deux questions suivantes : 1° par quelle installation hygiénique pourra-t-on
rattacher ces maisons à la canalisation projetée ; 2° par
quels réglements administratifs peut-on contraindre
les propriétaires à établir cette installation. « Tant que
« ces deux questions n'auront pas été résolues, dit
« M. d'Hennin, je crois pouvoir affirmer, que l'on
« aura fait, à très grands frais, un travail absolument
« inutile. »

M. *Raimbault* (n° 81) : que le projet n'est pas suffisamment étudié, soit dans ses dispositions de détail,
soit dans l'évaluation de la dépense. Il regrette que les

siphons projetés sur différents points ne soient pas
indiqués sur le profil en long, et il estime qu'il faut
s'attacher à les supprimer. Il pense qu'au lieu d'amener
les eaux vannes du quartier du *Suquet* au collecteur
du midi et de là au réservoir central, il serait plus
rationnel et plus économique de les déverser directement dans la conduite de refoulement. Les dispositions
de cette conduite devront d'ailleurs être étudiées à
nouveau. Les déblais de la tranchée dans le rocher à
ouvrir entre l'impasse *Bergerie* et le *Riou* sont insuffi-
samment évalués, la longueur portée à l'estimation
pour la conduite de secours est inexacte, etc.

M. Edward *Hewetson* (n° 85) : qu'il n'a pu examiner
les pièces du projet que d'une manière très superficielle ;
qu'il serait content de voir jeter les matières fécales
le plus loin possible de la Ville, même au *Trou de
l'Ancre*, s'il se peut ; mais qu'il n'a pas eu le temps de
s'assurer si le projet de M. l'Ingénieur de la Ville
permettra d'atteindre ce but.

ADHÉSIONS AU PROJET

Les adhésions données au projet de l'administration
municipale sont comme nous l'avons dit ci-dessus, au
nombre de 63. La plupart sont motivées dans des notes
dont quelques-unes ont reçu d'assez grands développe-
ments. Nous relevons, parmi ces adhésions, celles de :

MM. les docteurs *Daremberg* (n° 2), *Buttura* (n° 76)
et *Liebmann* (n° 84) ; M. *Pallon*, vétérinaire en 1er en
retraite (n° 25).

MM. Léon *Sicard*, entrepreneur de travaux sanitaires
(n° 7) et *Jalade*, ingénieur sanitaire (n° 87).

MM. *Caisson* (Félix) et *Caisson* ainé, entrepreneurs
de travaux publics (nos 12 et 73) ;

MM. Paul *Gautier* (n° 10), *Bon* (n° 37) et *Jacob* (n° 39), publicistes ; M. *Barbe*, correspondant du *Soleil du Midi* (n° 82) :

M. *Lebrun*, ingénieur diplômé de l'Ecole Centrale de Paris, architecte expert à Cannes (n° 4), (sous quelques réserves de détail).

M. *Jourdan*, élève de l'Ecole Nationale des Beaux-Arts et membre de la Société Centrale des architectes de France (n° 11) ;

M. *Chevallier*, président de l'Association régionale des architectes du Sud-Est, et membre de la Société Centrale des Architectes (n° 66) ;

MM. *Jadot et Thémèze*, capitaines marins (n°ˢ 57 et 61) ;

M. *Gilette-Arimondy*,. chevalier du mérite agricole (n° 63) ;

MM. *Guichard et Manigot*, architectes (n°ˢ 74 et 86) — La note de M. *Guichard* (n° 74) est revêtue des signatures de plusieurs des principaux membres de la Colonie française et étrangère : MM. de *Clerq*, Comte de *Suzannet*, Stéphen *Liégeard*, Sir Charles *Murray*, Colonel *Cragg*, M. *Eckhardt*, etc.

La plupart des déposants ci-dessus mentionnés protestent énergiquement contre tout déversement dans la mer au moyen de drains posés dans les vallons comme le demande M. Arluc.

Question du Déversement direct dans la rade de Cannes.

La question du déversement direct dans la rade de Cannes est, en effet, la question capitale qui s'est posée dés le principe. Il est incontestable que cette solution devait se présenter tout d'abord à l'esprit, comme étant la plus naturelle et en même temps la plus simple et la plus économique ; elle avait, en outre, un avantage précieux en permettant de commencer presque immédiatement les travaux d'assainissement, et de les mener à terme par fractions successives en améliorant la situation actuelle au fur et à mesure de leur avancement. Mais elle soulevait une objection des plus graves, celle tirée de l'infection possible de la baie de la Croisette. Pouvait-on affirmer avec une entière certitude que cette infection ne se produirait pas, même avec les précautions indiquées par M. *Arluc* qui a fait, on doit le reconnaître, une étude approfondie de la question ? C'est cette crainte qui a fait écarter un premier projet étudié en 1882, d'après lequel une grande partie des déjections de la ville de Cannes devait se déverser vers la pointe de la Croisette et l'autre partie au Riou. MM. les Ingénieurs du Département des Alpes-Maritimes firent observer que ce déversement pourrait avoir de graves inconvénients : « On peut craindre, en effet, « disaient-ils, que les courants marins qui sur ce point « du littoral se dirigent de l'Est à l'Ouest, n'entraînent « vers le port tout le produit des collecteurs, et qu'on « n'arrive ainsi à souiller les eaux de la belle plage de « la Croisette.»

Projet de M. Bruniquel

C'est alors que sur la proposition de M. l'Ingénieur en chef *Bruniquel*, directeur de la Société Lyonnaise des Eaux et de l'Eclairage, il fut dressé un nouveau projet qui fut adopté en principe par l'administration municipale, et au sujet duquel M. le Maire de Cannes crut devoir, par une lettre en date du 26 octobre 1882, consulter un hygiéniste éminent, M. Alfred *Durand-Claye*, ingénieur en chef du service de l'assainissement de la Seine. M. le Maire exposait que ce projet comportait l'établissement d'une usine élévatoire aux environs de la jetée ; que cette usine, destinée à refouler les eaux d'égout sur le rivage de la mer à une distance d'environ 4 kilomètres pourrait recevoir plus tard les matières de vidange et les refouler concurremment avec les eaux d'égout ; mais que provisoirement la Compagnie des engrais de *Nice*, chargée du service des vidanges en vertu du traité du 6 août 1880, demandait à déverser les matières extraites des fosses au pied de la jetée, sur sa face occidentale. M. le Maire joignait à sa communication une lettre de M. *Pasteur* exprimant l'avis que le déversement des matières de vidange au point indiqué n'avait pas d'inconvénient, mais qu'il conviendrait peut-être de porter de 20 ^{m} à 80 ^{m} ou 100 ^{m} la longueur du tuyau destiné à porter au fond de la mer les matières sortant des tonnes de vidange.

Rapport de M. Durand-Claye.

Dans un rapport en date du 30 décembre 1882 que M. *Durand-Claye* a adressé à M. le Maire en réponse à sa communication, cet ingénieur, s'appuyant sur les faits nombreux qu'il a pu recueillir dans sa pratique journalière et dans ses fréquentes missions à l'étranger, n'a pas hésité à poser comme principe fondamental qu'il y aurait les plus graves inconvénients à déverser même provisoirement, même à l'aide d'un tuyau immergé de 100 mètres de longueur les vidanges de Cannes au pied Occidental de la jetée du port. « Les matières, « dit-il, arrivant chaque jour au même point, formeront

« une masse de plus en plus considérable; elles affec-
« teront la forme d'une sorte de cône de déjection,
« siège certain de fermentation ; les matières les plus
« légères surnageront et iront au gré des vents échouer
« sur les bords les plus voisins avec les graisses et
« écumes organiques..... Sur les côtes méridionales
« de la *Provence* où on ne peut compter sur un courant
« de quelque importance et de quelque fixité dans sa
« direction, on est certain dès le premier jour de
« localiser l'infection au débouché. Au cas où ce
« débouché se trouverait dans une localité absolument
« déserte et éloignée des centres à assainir, on pourrait
« admettre l'infection locale au moins pour quelque
« temps, sans se dissimuler les dangers qu'elle pré-
« senterait pour son développement continu. Mais
« s'il s'agit d'un point situé dans la ville ou à ses portes,
« la solution n'est plus admissible, même à titre pro-
« visoire... A *Londres*, on a conduit les eaux d'égouts
« dans la *Tamise* maritime, à *Barking* et *Crossness*, en
« des points où l'on comptait sur la dilution et le jeu des
« marées pour anéantir les eaux corrompues des égouts ;
« si pendant quelques années les inconvénients de ce
« débouché ont été en quelque sorte dissimulés, aujour-
« d'hui ils sont patents..... A *Brigthon*, à *Torquay*, il
« a fallu successivement reculer de plus en plus loin
« des plages, à l'aide de travaux gigantesques et coû-
« teux, le débouché des eaux d'égouts et des vidanges...
« Le déversement à la mer ne constitue donc jamais
« une solution complète ; mais, même comme palliatif
« plus ou moins provisoire, il exige forcément le choix
« d'un point éloigné des centres d'habitations. »

En ce qui concerne le *Trou de l'Ancre,* choisi par le
débouché ultérieur. M. *Durand-Claye* estime que, au
cas où l'usine élévatoire et la conduite de refoulement
seraient exécutés à bref délai, on pourrait admettre sans

difficulté que les vidanges fussent amenées à cette usine
et refoulées au débouché projeté.

M. *Durand-Claye* examine ensuite, dans ce même
rapport, les deux questions suivantes :

1° Quel parti adopter *de suite* pour la réception des
vidanges, jusqu'au jour où *l'usine* sera en état de fonctionner ?

2° Quelle solution définitive comporte l'avenir ?

Il n'hésite pas, pour répondre à cette double question,
à adopter comme principe l'épuration des matières par
le sol ; ce principe est d'ailleurs admis aujourd'hui par
l'immense majorité des hygiénistes et spécialement par
les hygiénistes anglais. Il conviendrait donc, jusqu'à ce
que l'usine élévatoire soit en service, de tolérer et non
de décourager l'emploi des matières sur les champs en
culture, suivant les anciennes traditions; quant aux
produits extraits par la Compagnie des engrais, et qui
paraissent, fort heureusement, pour la salubrité de
Cannes, n'avoir qu'une faible valeur agricole, grâce à la
consommation de plus en plus large de l'eau dans les
water-closets d'où ils proviennent, il y aurait lieu de
les déverser comme de simples eaux d'irrigation, sur
un champ épurateur convenablement choisi. Quant à
l'avenir, M. *Durand-Claye* estimait qu'il fallait prévoir
l'aménagement dans la vallée de la Siagne d'une surface
de terrain de 40 à 50 hectares accessible aux eaux
d'égouts et aux vidanges qui y seraient refoulées par
l'usine élévatoire, et d'y traiter la totalité des matières
refoulées par l'action du sol et de la végétation.

Conséquences à tirer du Rapport ci-dessus

Nous avons cru devoir donner quelques dévelop-
pements à cette analyse de l'intéressant rapport de M.
Durand-Claye parce qu'elle est de nature à élucider

complètement deux points importants. Il en ressort, en effet, d'une manière incontestable :

1° Que cet ingénieur n'a jamais pu admettre la possibilité de déverser sans danger les matières des vidanges dans la rade de Cannes entre la *Croisette* et la *Bocca*, puisqu'il se refuse même à regarder comme une solution satisfaisante leur déversement au *Trou de l'Ancre;*

2° Qu'il n'a fait aucune objection à l'installation de machines élévatoires destinées à refouler au loin ces matières.

M. *Arluc* est donc dans l'erreur lorsqu'il affirme (*Littoral* du 26 juin 1889, n° 17) que son projet réalise et même exagère les indications de M. *Durand-Claye*, et que cet ingénieur n'avait certainement jamais rêvé pour les décharges partielles des points aussi écartés de la plage et du port que celui situé aux aborts du *Sécant* où il ferait aboutir les conduites de la Foux et du Châtaignier. D'autre part, il est bien vrai que dans une lettre adressée le 28 décembre 1885 à M. le *Maire de Cannes* qui lui avait demandé quelques renseignements sur le système d'assainissement par le procédé de l'éjecteur *Shone*, M. Durand-Claye s'exprimait ainsi :

« Ce n'est pas un système d'horlogerie qui convient
» à votre belle cité, mais un système simple, sûr et
« économique. Ce système doit consister en une série
« de conduites en poterie avec réservoirs de chasse et
« en quelques égouts de plus fortes dimensions, avec
« rejet loin de votre port et de votre plage, et, mieux,
« avec utilisation agricole des eaux d'égout renfermant
« bien entendu toutes les vidanges, par suite de la
« fermeture nécessaire et urgente des fosses fixes. Le
« système se trouvera ainsi combiner les plans de
« MM. *Douglas-Galton, Vigan* et *Bruniquel*. Mais il.
est clair que cette qualification de *Système d'horlogerie* dont s'est emparé M. *Arluc* pour combat-

tre le projet municipal, s'appliquait exclusivement aux
éjecteurs de M. *Shone*, « qui comportent une série de
« soupapes, de flotteurs, etc., trop délicats pour un
« service courant et prolongé. Ils fonctionnent avec l'air
« comprimé ; il faut donc commencer par installer
« toute une autre série d'appareils mécaniques, machi-
« nes, pompes de compression, canalisation portant
« l'air comprimé. On a ainsi une multitude de chances
« d'avaries et de chômages, inadmissibles au point de
« vue de l'hygiène publique. » Il est, du reste, évident
que cette critique ne pouvait porter sur l'usine élévatoire
du projet municipal, puisque cette usine fait précisé-
ment partie des plans de MM. *Vigan* et *Bruniquel*
dont M. *Durand-Claye* recommande l'adoption à la
fin du passage de sa lettre ci-dessus reproduit. Sur ce
point donc encore M. *Arluc* nous paraît avoir fait
confusion.

Protestations contre le jet des eaux vannes dans la baie de la Croisette

Les protestations contre le jet des eaux-vannes dans
la baie de la Croisette n'ont pas attendu, pour se produire, l'ouverture de l'Enquête.

Après avoir rappelé (*Littoral* du 26 juin 1889) que
M. *Shone*, puis M. *Pontzen*, ingénieur, auteur des travaux
d'assainissement de *Memphis* et de plusieurs villes
d'Angleterre, avaient toujours manifesté le désir de voir
porter ce déversement le plus loin possible à l'ouest de
Cannes ; après avoir également reproduit une lettre du
4 janvier 1889 de M. *Pasteur* qui se prononce contre un
déversement à petite distance et ne croit pas qu'il soit
possible « d'invoquer des raisons d'économie lorsqu'il
« s'agit de l'hygiène des habitants d'une ville dont la

« salubrité est la richesse et doit primer toute considération » ; M. le docteur *Gruzu* a fait connaître que dans
une lettre, à lui adressée, M. le docteur *Buttura* s'exprimait ainsi : « Alors même que l'on pourrait sans crainte
« verser les matières fécales et les eaux ménagères
« devant *Cannes*, on ne devrait sous aucun prétexte le
« faire. Jamais les Anglais, jamais nos hôtes d'hi-
« ver, jamais la colonie qui fait la fortune de
« notre station, et jamais nos confrères ne pourront
« croire qu'on puisse sans danger faire un tel déver-
« sement..... Je crois que si l'on ne se décidait pas pour
« le projet indiqué dans le vote de la Société de méde-
« cine et réalisé par M. *Hourlier*, on commettrait une
« erreur irréparable et que toute la colonie étrangère
« protesterait. » (1)

Quant à l'Enquête, elle a comme nous l'avons déjà
mentionné, soulevé de très vives protestations contre le
déversement dans la baie de *Cannes*. Nous mentionne-
rons particulièrement :

La déposition de M. *Leroux* qui estime que ce déversement ne pourrait à la longue rester sans effet ; que,
dans la baie de la *Croisette* où les courants sont peu
marqués, les eaux seraient bien vite polluées dans une
proportion toujours croissante. M. *Leroux* est persuadé
que l'on soulèverait de toutes parts les critiques de la
Presse étrangère et de la Presse des villes rivales, qui ne
manqueraient pas d'exploiter le nouvel état de choses
sous prétexte de mettre en garde la colonie contre les
dangers qu'elle pourrait courir sur une rive dont les

(1) Voir dans le *Littoral* du 25 juin 1889 le procès-verbal de la
séance du cinq mai 1887 de la Société d'hygiène et de médecine de
Cannes, séance dans laquelle cette Société approuve à l'unanimité
des membres présents un programme de travaux conforme à ceux
qui font l'objet du projet municipal.

eaux seraient contaminées, mais au fond dans l'espoir d'attirer à elle la clientèle de Cannes.

Celle de M. *Chevalier* qui déclare qu'il serait désastreux de faire servir la baie de *Cannes* au déversoir des eaux sales, et qui rappelle à l'appui de son avis que la ville de *Brighton* a dû refaire ses canalisations pour n'avoir pas suivi la méthode adoptée dans l'espèce, en ajoutant qu'au *Brésil* elle a donné les meilleurs résultats il y a quelque quinze ans.

Celle de M. *Barbe*, qui après avoir fait remarquer qu'en réalité M. *Durand-Claye* avait donné son approbation au projet municipal contrairement à ce qui a été avancé, combat vivement le contre-projet de M. *Arluc*; s'appuyant sur l'existence des courants sous-marins qui se dirigent de l'Est à l'Ouest en temps ordinaire et qui après un coup de mistral prennent la direction opposée. mais pour revenir bientôt à leur direction primitive il en conclut que le port et la plage deviendraient le réceptacle de tous les détritus et graisses flottant à la surface de la mer. M. *Barbe* ajoute d'ailleurs que le 6 janvier dernier, de onze heures du matin jusqu'au soir, toutes les personnes qui se promenaient sur la Croisette ont pu voir un cordon de graisses et eaux ménagères qui se dirigeait de l'Est à l'Ouest. et qui provenait sans aucun doute des tuyaux immergés qui desservent un certain nombre d'hôtels et de villas ; ce cordon avait une longueur de 100 m. ou 150 m.

Celle de M. Jalade, dont M. Arluc a reconnu la compétence en matière de travaux d'assainissement, qui déclare que sur ce point délicat de la pollution de la plage, il n'admet pas qu'il puisse exister même un doute dans l'esprit de qui que ce soit, à ses yeux, il serait trop tard, pour chercher à remédier au mal quand il aurait été signalé ou qu'une discussion sur ce point aurait été soulevée par la voie de la presse ou autrement.

Celle enfin de de MM. *Guichard,* de *Clercq,* comte de *Suzannet, Stéphen Liégeard,* Sir Charles *Murray,* Colonel *Cragg. Eckhardt,* etc., qui déclarent que jeter les eaux des égouts à la mer entre la *Croisette* et la *Bocca* serait vouloir détruire immédiatement l'avenir de la ville de Cannes. Les signataires de cette déclaration rappellent que M. *Woolfield,* le second fondateur de cette ville de saison après lord *Brougham,* aurait voulu depuis longtemps voir établir une canalisation portant toutes les eaux des égouts près de l'embouchure de la *Siagne* pour y être jetées à la mer ou utilisées comme engrais sur la plaine de Laval. M. *Woolfield* citait ce fait qu'en *Angleterre* une petite ville de saison où l'on avait voulu jeter des égouts dans la mer sur les bords de son rivage, avait été abandonnée, et que mieux eut valu pour elle n'avoir jamais été connue, que de perdre sa réputation sous le rapport de la salubrité. Ils estiment que l'idée seule que les égouts de la ville de Cannes se déversent sur la plage suffiraient pour éloigner les membres de la colonie étrangère.

Nous pourrions mentionner également les déclarations de M. *Manigot,* autrefois attaché au service des travaux de la Ville d'*Alger,* qui considère comme dangereux l'envoi des eaux-vannes dans la baie de la Croisette, et rappelle que cette situation qui existe dans la baie de l'*Agha* tout près d'*Alger* est vivement critiquée. M. le Maire de *Cannes* a demandé quelques explications à ce sujet à M. le Maire d'*Alger.* Nous n'avons pas eu connaissance de la réponse qui a été faite à cette demande, mais nous voyons dans une lettre déjà citée de M. *Féraud,* ingénieur civil à *Alger,* que les eaux et les sables de la baie de l'*Agha* qui reçoit les égouts d'*Alger* et de *Mustapha* depuis une trentaine d'années sont dans des conditions telles qu'on ne doit pas désirer les voir se reproduire à Cannes ; et cependant, la mer y déferle

avec violence, et les courants de l'Est à l'Ouest s'y font
sentir d'une façon permanente. Il convient toutefois
d'ajouter que les égouts se déversent sur la plage, sans
vitesse et avec très peu d'eau, c'est-à-dire dans des conditions différentes de celles que propose M. *Arluc*.

Il y a lieu d'écarter le contre-projet de M. Arluc.

Nous croyons, d'après tout ce qui précède, qu'il y a
lieu d'écarter d'une manière absolue la solution consistant à jeter les eaux de vidange dans la baie de *Cannes*
au moyen de tuyaux immergés au droit de chaque
vallon, comme l'a proposé M. *Arluc* et qu'il convient
en conséquence d'adopter en principe les dispositions
générales du projet soumis à l'enquête. Nous n'enten-
dons contester en aucune manière l'exactitude des
constatations faites par M. *Arluc* aux débouchés des
tuyaux actuellement existants (page 13 du présent
rapport); nous admettons même volontiers que le cordon
graisseux constaté le 6 janvier dernier par M. *Barbe*
a pu jusqu'à un certain point se produire dans des
circonstances exceptionnelles. Mais en serait-il de
même, lorsqu'au lieu de quelques tuyaux déversant dans
la mer des matières fécales et des eaux ménagères en
quantité relativement restreinte, les conduites de la
Baume, de la *Foux* et du *Châtaignier* apporteront
chacune chaque jour les déjections de plusieurs milliers
d'individus ? Il est assurément permis d'en douter. Ces
conduites, il est vrai, déboucheraient à une distance
beaucoup plus considérable du rivage ; mais il faut tenir
compte de l'action des courants dirigés de l'Est à
l'Ouest, dont l'existence est constatée dans les rapports
de MM. les Ingénieurs du département et admise par
M. *Arluc* qui reconnaît (*Littoral* du 1er août 1889) qu'il

y a toujours à la pointe de la *Croisette*, des courants venant de l'Est ou de l'Ouest. Enfin, il ne faut pas perdre de vue qu'un projet de prolongement de la jetée du port de Cannes ne tardera pas, selon toute apparence, à être mis à exécution ; ce prolongement doit avoir une longueur totale d'environ 250 mètres suivant une ligne brisée en deux tronçons, soit d'environ 230 m. en ligne droite, et l'extrémité de la nouvelle jetée se trouvera à peu près sur la direction d'une ligne partant de l'embouchure du *Châtaignier* et passant par le *Sécant* ; par suite, le débouché des conduites de la *Foux* et du *Châtaignier*, bien que porté à une distance de 400 m. du rivage, se trouverait encore en dedans d'une ligne allant de la Croisette à l'extrémité de la nouvelle jetée ; et, dans ces conditions il paraît bien difficile que les eaux du port et de la plage ne soient pas exposées à être plus ou moins promptement contaminées. On comprend dès lors les appréhensions qui se sont manifestées avec tant de vivacité au cours de l'Enquête, et il nous paraît de toute nécessité d'en tenir compte ; il ne faut pas, en effet, que l'ombre d'un doute puisse subsister dans une question de salubrité qui est d'une importance capitale pour l'avenir de la Ville de *Cannes*.

Quant à l'avantage d'une plus grande promptitude d'exécution qu'aurait présenté le drainage partiel par vallon, nous sommes loin de le méconnaître ; mais il ne nous semble pas suffisant pour faire pencher la balance en faveur d'un projet qui pourrait entrainer les plus graves conséquences et qui, du reste, ainsi que le démontrent les résultats de l'enquête, est loin d'avoir réuni en sa faveur, comme on l'avait prétendu, l'unanimité de la population, de la colonie étrangère et du corps médical.

Ce contre-projet ne serait pas aussi économique
qu'on pourrait le supposer.

Resterait donc la question d'économie invoquée en
faveur du contre-projet de M. *Arluc*. Or, il ne nous
paraît suffisamment démontré qu'elle serait aussi
considérable qu'on pourrait le supposer à première vue,
en ce qui concerne les frais de 1er établissement.
D'après les renseignements qui nous ont été fournis
par M. l'Ingénieur en Chef du Département, l'administration municipale de *Nice* s'occupe en ce moment
de faire porter à une centaine de mètres en mer la
longueur des tuyaux de 0.50 de diamètre par lesquels
se prolongent actuellement jusqu'à une faible distance
du rivage les Egouts qui servent à l'écoulement des
eaux pluviales et des eaux ménagères; les nouveaux
tuyaux déboucheraient dans des fonds d'une dizaine
de mètres de profondeur, et l'on espère ainsi se débar-
rasser des mauvaises odeurs qui se sont produites
autour de leurs débouchés actuels (Il importe d'ailleurs
de remarquer qu'à *Nice* les matières fécales sont exclues
des égouts). On profiterait des belles mers de l'été
prochain pour immerger les tuyaux dans des tranchées
ouvertes dans le galet qui forme la plage. Ce travail
doit être exécuté à forfait; la dépense est évaluée à
52.000 fr., ce qui pour une longueur totale d'environ
400 m. de tuyaux à poser, fait ressortir le prix du mètre
courant à 130 francs. Si l'on appliquait ce prix aux
1400 m. de tuyaux à immerger que comporte le projet de
M. *Arluc*, on arriverait, de ce chef, à une dépense de
plus de 180.000 francs. Or, la construction de l'usine
de l'impasse *Bergerie*, les installations mécaniques de
cette usine et la conduite de refoulement sont évaluées

ensemble à 172.000 fr. On objectera sans doute que les tuyaux à immerger à *Cannes* auront des dimensions inférieures à celles des tuyaux de Nice, ce qui diminuera sensiblement leur prix ; mais n'y aura-t-il pas une large part à faire à l'imprévu dans les travaux qu'il faudra exécuter pour assujettir solidement ces tuyaux au fond de la mer, dans des profondeurs d'eau de 4 à 5 m., où ils seront exposés à être complétement bouleversés par les fortes mers qui brisent jusqu'à 7 ou 8 m., ou tout au moins à subir des tassements et des déformations qui les mettraient dans l'impossibilité de fonctionner. Que ferait-on des matières fécales pendant les réparations qui seraient alors nécessaires ?

Examen du Projet.

Dispositions projetées à Marseille et à Toulon.

Il nous reste maintenant à examiner rapidement les principales dispositions du projet municipal et les diverses observations auxquelles elles ont donné lieu ; mais nous croyons utile de faire connaître tout d'abord que le principe sur lequel est basé ce projet (Usine élévatoire et conduite de refoulement) est celui même qui a été adopté dans les études entreprises pour arriver à l'assainissement des villes de *Marseille* et de *Toulon*. A *Marseille*, où la situation actuelle est déplorable (on en est encore au système des tinettes et à leur enlèvement par les voitures de vidange), il est question de construire un grand égout collecteur qui irait déverser les eaux dans la mer, à une grande distance de la ville, en un point de la côte situé entre *Marseille* et *Cassis* où il n'y a aucune habitation, et où existe un courant qui entraînerait les matières au large des îles du *Frioul*.

La dépense de ce projet n'est pas évaluée à moins de 15 à 20 millions.

A *Toulon*, un premier projet, qui était une application du *tout à l'égout*, a été étudiée en 1868. Toutes les eaux-vannes et ménagères, ainsi que les eaux de pluies étaient amenées à deux bassins de dépôt, puis pompées d'une manière continue à l'aide d'une machine à vapeur de la force de 23 chevaux et refoulées jusqu'à l'entrée du tunnel de l'*Eygoutier* pour être jetées à une certaine distance en mer au moyen d'une conduite en fonte. La dépense était évaluée à 1.500.000 francs pour le 1er établissement et à 40.000 fr. pour frais annuels d'exploitation.

Un second projet a été étudié à la suite de la dernière épidémie cholérique. Il comporte le drainage des eaux vannes et ménagères, à l'exclusion des eaux pluviales qui sont reçues dans un égout spécial à grande section et jetées dans les fossés de la place ou dans le *vieux port*. Les eaux vannes, amenées à l'Est de la ville, sont puisées par des pompes et refoulées jusqu'à la mer en dehors de la rade, soit à l'isthme des *Sablettes*, soit au pied du *cap Sicié*; dans le 1er cas, la conduite de refoulement aurait un développement de 14.600 mètres; dans le 2me cas, elle aurait une longueur totale de 11.300 m. et s'élèverait à la cote 27, avec possibilité d'utiliser les eaux vannes pour l'agriculture. Les dépenses du 1er établissement sont évaluées à 2.800.000 francs, dans le 1er cas, et 2.900.000 francs dans le second, avec des frais d'exploitation annuels de 65.000 fr. et de 185.000 fr. (mais dans ce dernier cas, une redevance annuelle de 55.000 fr. devrait être demandée aux agriculteurs qui utiliseraient les eaux d'égouts). Le 1er projet avait d'ailleurs été abandonné parce que les courants marins qui partent de l'Est à l'Ouest, auraient pu ramener les eaux sales vers les quartiers habités.

Rien encore n'a été fait, à *Marseille* ni à *Toulon*; mais on voit que dans ces deux villes on n'a pas reculé devant l'adoption de machines pour le puisage et le refoulement des eaux-vannes à des distances considé-considérables.

Usine élévatoire, Pompes

On a vivement reproché à l'établissement d'une usine les chances d'avaries, et par suite d'interruptions fréquentes dans le service, qui ne manqueraient pas d'être la conséquence de la complication du mécanisme des machines. Cette complication n'existe pas. déclare M. *Lebrun*, ingénieur diplômé de l'Ecole centrale de Paris, qui paraît avoir fait une étude approfondie du projet soumis à l'Enquête, les pompes sont rotatives et n'auront pas les inconvénients des clapets des pompes ordinaires, et les machines et pompes montées en double assureront facilement le fonctionnement de l'usine en cas d'avarie. Tel est aussi l'avis de M. *Féraud*, ingénieur civil à *Alger*, qui, dans une lettre déjà citée, fait remarquer que les machines élévatoires et les pompes sont suffisamment connues pour ne donner prise à aucune objection.

Nous croyons également que les craintes exprimées par un certain nombre de déposants au sujet des mauvaises odeurs et de l'insalubrité qui seraient la conséquence de la situation de l'usine au centre de la ville, ne sont pas suffisamment justifiées. Ainsi, en effet que l'a fait remarquer avec raison M. le docteur *Daremberg*. cette usine ne traitera pas les eaux d'égout ; elle doit être hermétiquement close; elle n'est qu'une station élévatoire des eaux, sans interruption de la canalisation

étanchée et fermée..... Ce serait une erreur, dit de son
côté « M. Lebrun, de croire que cette usine doit empester
« les environs puisqu'à aucun moment les matières ne
« devront avoir de contact avec l'air.... » Telle est également l'opinion de M. *Féraud*, qui constate que l'usine
de l'impasse B*ergerie* ne sera pas un réservoir d'eaux
sales , donnant lieu à des émanations nuisibles, mais un
simple puisard d'aspiration à section strictement nécessaire; ce puisard serait d'ailleurs fermé en un point
convenable de sa hauteur, et un tuyau suffisant conduirait dans les cendriers des chaudières les gaz qu¡
pourraient s'en dégager.

M. *Lebrun* a indiqué diverses améliorations de
détail qui lui paraîtraient pouvoir être utilement appor-
tées aux dispositions intérieures de l'usine, telles que :
suppression des crépines à la chambre de puisage ;
addition d'un dépôt de combustible et de graisse, et
d'une petite forge ; augmentation de l'espace en avant
des foyers des chaudières, relèvement des chaudières
et machines qui pourraient être mises encastrées dans le
sol ; diminution de la hauteur de la cheminée ; modifications de l'article 5 du devis en vue de placer les draina-
ges des boulevards de la *Foncière* et de la *Croisette*.
ailleurs que sur les caniveaux. M. Hourlier avec lequel
nous nous sommes entretenus de ces diverses questions,
nous a fait observer avec raison que le projet soumis à
l'Enquête n'était en réalité qu'un *avant projet*, très
complètement étudié il est vrai, mais dont toutes les dispositions de détail ne pouvaient être considérées comme
arrêtées d'une manière définitive, et qu'il était tout
disposé, à la suite d'un examen attentif, à apporter au
sus-dit projet les petites modifications dont l'utilité serait
reconnue.

Nous ne pouvons que prendre acte de la déclaration
de M. *Hourlier*. Nous ne pouvons qu'en faire autant, en

ce qui concerne l'examen que nous avons fait avec l'Ingénieur de la ville de diverses observations formulées par M. *Raimbault* (n° 81), observations dont quelques-unes sont d'ailleurs manifestement dénuées de fondement : Ainsi, M. *Raimbault* a signalé l'absence, au projet, de toute indication relative aux siphons à établir à la traversée des ruisseaux entre le *Riou* et la *Bocca*, cette omission s'explique tout naturellement, puisque cette partie du projet ne comporte aucun siphon.

Conduite de refoulement.

La conduite de refoulement devait, dans le projet primitif de 1882, aboutir au quartier du *Trou de l'Ancre*. Le projet actuel l'arrête en deçà de ce point, et prévoit le déversement dans la mer immédiatement au-delà de la gare des marchandises de la Bocca. La dernière partie de la conduite serait supportée par un appontement en fer de 60 mètres de longueur, et son extrémité serait retournée de manière à plonger de 1 m. sous l'eau en un point où la mer présente une profondeur de 2^m 80 ; cette disposition a pour but d'éviter qu'elle puisse être obstruée par les sables pendant les gros temps. Nous croyons qu'il conviendrait de prolonger la conduite de refoulement un peu plus à l'Ouest ; on donnerait ainsi satisfaction dans une certaine mesure aux habitants du quartier de la *Bocca* et de la *Verrerie*. Peut-être aussi sera-t-il nécessaire d'augmenter la longueur de l'appontement, pour opérer le déversement dans une plus grande profondeur d'eau et plus loin du rivage. Mais, ainsi que le fait observer M. *Hourlier* dans son rapport, ce sont là des améliorations qu'il sera toujours facile de réaliser ultérieurement à peu de frais, si la nécessité en est reconnue.

Une observation plus sérieuse est celle qui a été faite par M. *Arlac,* lorsqu'il a exprimé la crainte que la conduite de refoulement, étant constamment en charge pendant le fonctionnement des pompes, ne renvoyât dans les canalisations secondaires qui se brancheront sur elle les liquides provenant du réservoir central. D'autre part, les villas situées au-dessous du niveau de la ligne de charge de la conduite de refoulement, et dans lesquelles les eaux d'égout reflueraient, si elles étaient mises en communication avec cette conduite, ne pourront être desservies par le projet, et seront dans la nécessité de conserver des fosses fixes ou de rejeter leurs eaux vannes directement dans la mer. Les immeubles qui se trouvent dans ce cas ne sont pas très nombreux actuellement; mais leur nombre peut s'augmenter, et il serait fâcheux de les laisser au-dessous de la canalisation générale.

On pourrait remédier facilement à cet inconvénient, et donner en même temps satisfaction à une observation présentée par MM. les Ingénieurs du département (voir ci-dessous, page 43 du présent rapport), en établissant parallèlement à la conduite de refoulement un second tuyau complètement indépendant de celle-ci sur lequel viendraient se brancher toutes les villas du quartier de la route de *Fréjus* au-delà du *Riou,* aussi bien celles qui sont au-dessous que celles qui sont au-dessus de la ligne de charge de la conduite de refoulement. Cette dernière ne recevrait plus alors que les eaux qui lui seraient envoyées par l'usine, et pourrait être établie avec des tuyaux d'un diamètre uniforme jusqu'à la mer. Il conviendrait d'examiner, dans cette hypothèse, s'il n'y aurait pas avantage à déverser directement dans ce tuyau supplémentaire une partie des eaux du *Mont-Chevalier,* au lieu de les jeter dans le collecteur du midi pour les faire passer par l'usine.

Utilisation des Eaux vannes pour l'Agriculture

M. *Gillette-Arimondy*, tout en approuvant entièrement le projet soumis à l'enquête, a exprimé le vœu qu'il fut établi à l'extrémité de la conduite de refoulement un bassin qui recevrait les eaux de vidange et d'où partirait, comme surverse, le tuyau de décharge dans la mer. Ce bassin, qui serait absolument étanche et clos, sauf une cheminée d'appel, serait disposé de manière à pouvoir livrer commodément, soit par des robinets, soit au moyen de pompes, les matières fertilisantes aux agriculteurs qui en feraient la demande. M. *Gillette-Arimondy* estime que la vente de ces matières couvrirait largement les dépenses de 1er établissement et les frais généraux d'exploitation, et qu'on rendrait ainsi un service signalé à l'agriculture.

Nous pensons qu'il y a lieu, pour le moment, de réserver cette intéressante question, qui pourra faire ultérieurement l'objet d'une instruction spéciale. M. *Hourlier* n'a pas cru, non plus, devoir la soulever ; il s'est borné à indiquer qu'au cas où l'on voudrait plus tard utiliser les eaux d'égout comme engrais agricole, on pourrait aux abords du déversement, créer des bassins spéciaux où viendraient s'approvisionner les agriculteurs des environs. La solution la plus complète eut été comme l'avait indiqué M. *Durand-Claye*, l'installation de champs d'épuration sur lesquels on aurait amené directement les eaux vannes au lieu de les déverser dans la mer; malheureusement, il paraît résulter de diverses pièces du dossier que les terrains de la plaine de Laval se prêteraient mal à l'utilisation et à l'absorption de ces eaux.

Mesures à prendre à l'égard des Maisons
dépourvues de Fosses

Les observations de M. d'*Hennin* relatives aux maisons, en assez grand nombre, paraît-il, qui sont dépourvues de fosses, nous paraissent devoir être prises en sérieuse considération. Nous croyons d'ailleurs que l'administration municipale en vertu des droits de police dont elle est investie dans l'intérêt de la salubrité publique se trouve suffisamment armée pour astreindre les propriétaires de ces maisons à se brancher sur les conduites établies par la Ville.

Avis des Ingénieurs du Département.

Le dossier avait été communiqué, avant la mise à l'enquête, à MM. les ingénieurs du département des *Alpes-Maritimes*, qui ont exprimé l'avis que le projet était sérieusement étudié, et qu'il y avait lieu d'y donner suite. Le déversement direct des égouts dans la rade de *Cannes* ne leur paraît pas pouvoir être admis. « Ce déversement serait-il même inoffensif, dit M. « *Pellegrin* dans son rapport, il serait peut-être difficile « de faire partager cette conviction par la colonie « étrangère; et dans une ville de saison comme *Cannes*, « on ne doit reculer devant aucun sacrifice pour donner « toute satisfaction (ne s'agirait-il même que d'une « satisfaction morale) aux nombreux étrangers qui font « la fortune du pays. »

MM. les Ingénieurs se sont bornés, en ce qui concerne les dispositions de détail du projet à faire observer.

1° Que pour mettre la conduite de refoulemeut, ainsi

que la conduite de secours, à même de débiter le volume de 60 litres d'eau par seconde indiqué dans les rapports joints au projet, il faudrait porter le diamètre de la conduite de refoulement de 0^{m}325 à 0^{m}34 et celui de la conduite de secours, de 0^{m}38 à 0^{m}44. Nous ne pouvons que nous associer à cette observation.

2° Que dans le cas où, par suite d'un accident survenu aux pompes, le refoulement cesserait d'avoir lieu dans la première de ces deux conduites, dont la partie extrême est horizontale, il serait à craindre que, faute de vitesse d'écoulement, des obstructions se produisissent par suite des apports de matières fournies par les drains du quartier de la route de *Fréjus* ; pour obvier à cet inconvénient, il leur paraîtrait nécessaire, soit de munir chacun de ces drains d'une conduite de secours aboutissant à la mer, soit d'établir au quartier du *Riou* et à la hauteur de la ligne de charge de la conduite de refoulement, un réservoir de chasse d'une capacité de 80 m.c. à 100 m.c.

C'est la dernière de ces deux solutions qui nous semblerait devoir mériter la préférence. Mais nous ferons observer que l'inconvénient signalé par les ingénieurs ne pourrait se produire, si, comme nous l'avons indiqué plus haut (page 40), on se décidait à établir parallèlement à la conduite de refoulement un tuyau supplémentaire qui aurait pour conséquence la suppresssion de tout branchement sur la dite conduite. Il est probable en en effet, que le débit du tuyau supplémentaire se trouvant plus considérable, il y aurait moins de chance de formation de dépôts, en cas de non fonctionnement des pompes.

3° Que les extractions de sable ayant été interdites depuis le 14 février 1889 sur la plage de *Cannes*, il conviendra de stipuler au devis que le sable proviendra des parties de plage non frappées d'interdiction. La ville de Cannes aura d'ailleurs à se pourvoir d'une autorisation spéciale pour l'occupation du terrain dépendant du domaine public Maritime.

Nous estimons que ces réserves ne peuvent donner lieu à aucune objection.

———⊙———

CONCLUSIONS

En résumé, et nous référant aux observations et motifs consignés au présent Rapport, nous sommes d'avis qu'il y a lieu :

1° D'approuver dans ses dispositions générales le projet soumis à l'enquête, et, en ce qui concerne ses dispositions de détail, d'inviter M. l'ingénieur de la Ville :

A) A introduire au dit projet les modifications indiquées par MM. les Ingénieurs du Département relativement aux diamètres des conduites de refoulement et de secours, et à la désignation des lieux d'extraction du sable ;

B) A examiner s'il ne conviendrait pas d'accoler à la conduite de refoulement un tuyau supplémentaire sur lequel viendraient se brancher les villas et hôtels des quartiers de la route de Fréjus.

C) A examiner également quelle suite sont susceptibles de recevoir les diverses observations présentées par M. *Lebrun* et M. *Raimbault*.

2° De provoquer un décret déclarant d'utilité publique l'exécution des travaux que comporte le dit projet, et autorisant en conséquence la ville de *Cannes* à poursuivre l'expropriation des divers immeubles nécessaires à la réalisation de ce projet et à l'élargissement de la rue de la Commune.

Cannes, le 6 Mars 1890.

L'Inspecteur Général Honoraire des Ponts et Chaussées,
Commissaire enquéteur,

A. CIRODDE, ✳.

—————

Rapport reçu à la Mairie de Cannes le 8 Mars 1890.

Le Maire,

E. GAZAGNAIRE ✳

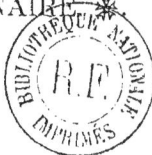

✳

CANNES

TYPOGRAPHIE ET LITHOGRAPHIE FIGÈRE ET GUIGLION

3, Rue de la Gare, 3

272